U0284372

一本书

读懂健康素养

张涛　董莹◎主编

人民卫生出版社
·北京·

图书在版编目（CIP）数据

一本书读懂健康素养/张涛，董莹主编. —北京：
人民卫生出版社，2022.11

ISBN 978-7-117-33409-9

Ⅰ. ①一⋯ Ⅱ. ①张⋯②董⋯ Ⅲ. ①健康教育－中国－普及读物 Ⅳ. ①R193-49

中国版本图书馆 CIP 数据核字（2022）第 136510 号

| 人卫智网 | www.ipmph.com | 医学教育、学术、考试、健康，购书智慧智能综合服务平台 |
| 人卫官网 | www.pmph.com | 人卫官方资讯发布平台 |

一本书读懂健康素养
Yibenshu Dudong Jiankang Suyang

主　　编：张　涛　董　莹
出版发行：人民卫生出版社（中继线 010-59780011）
地　　址：北京市朝阳区潘家园南里 19 号
邮　　编：100021
E - mail：pmph @ pmph.com
购书热线：010-59787592　010-59787584　010-65264830
印　　刷：三河市宏达印刷有限公司（胜利）
经　　销：新华书店
开　　本：889×1194　1/32　　印张：2.5
字　　数：58 千字
版　　次：2022 年 11 月第 1 版
印　　次：2022 年 12 月第 1 次印刷
标准书号：ISBN 978-7-117-33409-9
定　　价：25.00 元
打击盗版举报电话：010-59787491　E-mail：WQ @ pmph.com
质量问题联系电话：010-59787234　E-mail：zhiliang @ pmph.com
数字融合服务电话：4001118166　　E-mail：zengzhi @ pmph.com

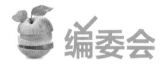 编委会

主　编：张　涛　董　莹

副主编：丁十戈　许佳颖

编　委（以姓氏笔画为序）
王潇怀　冯宏伟　朱莹莹　李　辉
杨天池　邹沅杰　张　琰　金秋妍
贺天锋　徐倩倩

 前言

世界卫生组织对健康的定义是：健康是指身体、心理和社会适应三方面的完好状态，而不仅仅是没有疾病或虚弱。健康的身体是我们生活、学习、工作、事业、人生发展的基础，健康是"1"，其他都是"1"后面的"0"，没有了"1"，再多的"0"也失去了意义。那么如何保持健康呢？一个重要的途径就是我们要不断提高自身的健康素养。

健康素养是指个人通过各种渠道获取健康信息，以及对这些信息的正确理解，并运用这些信息维护和促进自身健康的能力和基本素质，包括了基本知识和理念、健康生活方式与行为、基本技能三个方面。

目前我国已经全面建成小康社会，健康已经成为人民群众追求的热点。但随着网络、社交媒体、自媒体的迅猛发展，诸多不严谨甚至是错误的健康信息被大量发布、传播，误导受众，一些不法分子利用信息不对称，诱导人们购买价格昂贵的所谓补品、保健品来骗取钱财的事件也时有发生。这种情况迫切需要健康科普工作者发出自己的声音，牢牢地守住这块阵地，把科学的健康信息送到人民群众手中，刻在他们的心中。

本书根据国家卫生健康委员会公布的《中国公民健康素养——基本知识与技能》，组织十余位在健康科普领域深耕多年的专家，历时一年，反复讨论，充分交流意见，整合、提炼核

心健康信息，把最基本、常见常用的健康知识和应会应用的健康行为、技能，用通俗易懂的文字配合插图、插画呈现，目的在于传播正确、科学的健康知识，引导健康生活方式与行为，掌握健康基本技能，希望对提升读者的健康素养水平有所帮助。

健康乃人所共求，党中央高度重视和关注人民群众身体健康，习近平总书记多次强调"全民健康托起全面小康""要把人民健康放在优先发展的战略地位"，指出"大力开展健康知识普及，提倡文明健康、绿色环保的生活方式"。每个人是自己健康的第一责任人，要懂健康，更要懂如何健康。只有经常学习健康知识，践行健康生活方式，提高自身健康素养水平，才能享受高品质健康人生。

本书由浙江省医学重点学科"现场流行病学"、宁波市医疗卫生品牌学科"现场流行病学"、宁波市科学技术协会科普图书项目资助。

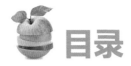# 目录

基本知识和理念

健康生活方式与行为

基本技能

☑ 基本知识和理念

1. 身体没病就是健康吗

健康是指身体、心理和社会状态的完好状态,而不仅仅是没有疾病和虚弱。

● 世界卫生组织(WHO)提出的这个定义提示我们:健康不仅仅是身体无疾病、不虚弱,它还涉及心理和社会适应两个方面。

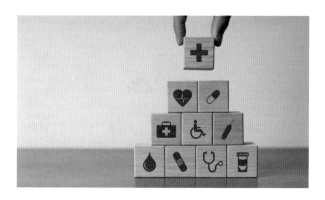

● 世界卫生组织提出自我判断健康的十条标准是:
  ‧ 精力充沛,对日常生活和工作不感到过分的疲劳与紧张。
  ‧ 乐观积极,乐于承担责任。
  ‧ 善于休息,睡眠好。
  ‧ 应变能力与适应环境能力强。
  ‧ 有一定抵抗力,能抵抗一般性疾病。
  ‧ 体重适当,身材匀称。
  ‧ 眼睛明亮,反应敏锐。
  ‧ 头发光泽,无头皮屑。
  ‧ 牙齿清洁,无龋齿,不疼痛,牙龈颜色正常,无出血现象。
  ‧ 肌肉丰满,皮肤富有弹性。

2. 我的健康我负责

每个人都有维护自身和他人健康的责任,健康的生活方式能够维护和促进自身健康。

● 健康生活方式主要包括:合理膳食、适量运动、戒烟限酒、心理平衡。

 中国居民平衡膳食宝塔(2022)
Chinese Food Guide Pagoda(2022)

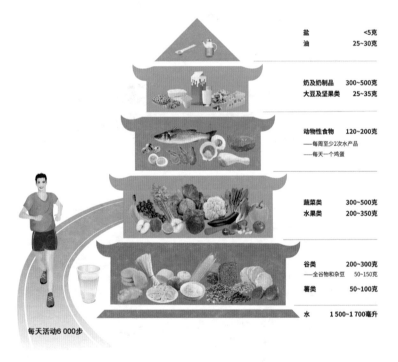

盐	<5克
油	25~30克
奶及奶制品	300~500克
大豆及坚果类	25~35克
动物性食物	120~200克
——每周至少2次水产品	
——每天一个鸡蛋	
蔬菜类	300~500克
水果类	200~350克
谷类	200~300克
——全谷物和杂豆	50~150克
薯类	50~100克
水	1 500~1 700毫升

每天活动6 000步

常态化疫情防控下,公众要坚持:戴口罩、勤洗手、"一米线"、公筷勺、常通风等良好的卫生习惯。

3. 环境与健康有什么关系

环境与健康息息相关,保护环境,促进健康。

- 自中华人民共和国成立以来,我国广泛开展了爱国卫生运动,贯彻预防为主方针,政府主导、面向基层、深入社区、群众参与,既讲个人卫生,又讲公共卫生,预防疾病,保障健康,在保护环境、提高我国人民健康水平方面起到重要作用,是具有中国特色的卫生工作方法。

4. 每次献血献多少合适,献血会不会不利于健康

无偿献血,助人利己。适量献血是安全、无害的。

- 《中华人民共和国献血法》规定:国家提倡十八周岁至五十五周岁的健康公民自愿献血;对献血者,应发放国务院卫生行政部门制作的无偿献血证书,有关单位也可以给予适当补贴。

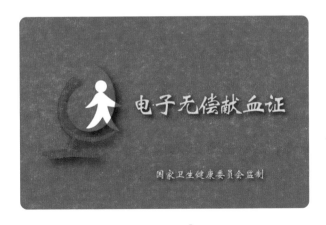

- 健康的成年人，每次采集的血液量一般为 200~400 毫升，两次采集间隔期不少于 6 个月。请您一定要到国家批准的采血站献血。
- 献血流程：

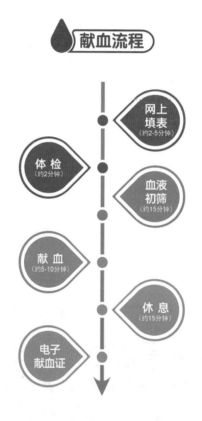

第一步　验证登记：出示有效身份证明并填写表格。

第二步　体格检查：询问病史和测血压等。

第三步　初筛化验：血红蛋白、血型、HBsAg、ALT 等项目的初筛检验。

第四步　采血：以上检查合格后，就可以献血。

第五步　领取献血证。

- 根据国家卫生健康委办公厅、中央军委后勤保障部卫生局《关于印发血站新冠肺炎疫情常态化防控工作指引的通知》（国卫办医函〔2021〕155号），新冠病毒灭活疫苗接种者，疫苗接种48小时后可献血；接受其他类型新冠病毒疫苗接种者（不包括减毒活疫苗），疫苗接种当日起，14天后可献血。

5. 我们应当如何对待病残人员

每个人都应当关爱、帮助、不歧视病残人员。

- 对待艾滋病、乙肝等传染病病原携带者和病人：在生活、工作、学习中，要接纳他们，不要让他们感受到任何歧视。要鼓励他们和疾病作斗争，积极参与疾病的防治工作。
- 对待精神障碍患者：要帮助他们回归家庭、社区和社会。病人的家庭成员要积极帮助他们接受治疗和康复训练，担负起照料和监护责任。
- 对待残疾人和康复后的精神障碍患者：社会和单位应该理解、关心和接纳他们，为他们提供适当的工作和学习条件。

6. 定期体检有必要吗

定期进行健康体检，很有必要！

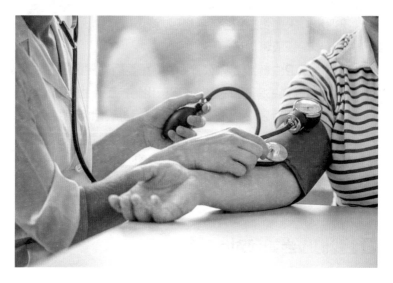

● 成年人：建议每年检查一次。老年人群及患有特殊疾病人群，体检时间及检查项目由医生酌情决定。

● 已婚妇女每年还应定期进行子宫、宫颈涂片、乳腺检查，以早期发现宫颈疾病和乳腺疾病。

● 从事与有毒有害物质密切接触工种的人群，除了常规检查项目之外，还应定期做专项检查，及早发现职业病。

7. 什么是生命体征，正常值分别是多少

生命体征包括血压、体温、呼吸、心率四个最基本的生命特征。

● **血压：**

正常成年人血压收缩压≥90mmHg，<140mmHg，舒张压≥60mmHg，<90mmHg。（mmHg 是血压单位，读作毫米汞柱）

白天略高，晚上略低，冬季略高于夏季。运动、紧张等也会暂时升高。

脉压是收缩压与舒张压的差值，正常为 30 ~ 40mmHg。收缩压达到 130 ~ 139mmHg 或舒张压达到 85 ~ 89mmHg 时，称作血压正常高值，应当向医生咨询。

● **体温：**

成年人正常腋下体温为 36 ~ 37℃。

早晨略低，下午略高，1 天内波动不超过 1℃，运动或进食后体温会略微增高。

● **呼吸：**

正常成年人安静状态下呼吸频次每分钟 16 ~ 20 次，老年人略慢。

呼吸频次每分钟超过 24 次为呼吸过速，见于发热、疼痛、贫血、甲亢及心衰等；呼吸频次每分钟低于 12 次为呼吸过缓。

● **心率：**

成年人正常心率为每分钟 60 ~ 100 次。

每分钟超过 100 次为心动过速，每分钟低于 60 次为心动过缓，心率的快慢受年龄、性别、运动和情绪等因素的影响。

8. 接种疫苗能预防哪些疾病

疫苗是指为了预防、控制传染病的发生、流行，用于人体预防接种的生物制品。接种疫苗是预防传染病最有效、最经济的手段（相对于疾病所造成的致死、致残风险和经济、精神损失，接种疫苗所花费的钱是很少的）。儿童出生后应按照免疫规划程序接种疫苗，见表 1-1。

- 我国实施国家免疫规划，为适龄儿童免费接种乙肝疫苗、卡介苗、脊髓灰质炎疫苗、百日咳白喉破伤风联合疫苗、麻疹风疹联合疫苗、麻疹风疹腮腺炎联合疫苗、A 群流脑疫苗、A+C 群流脑疫苗、乙脑疫苗、甲肝疫苗、白喉破伤风联合疫苗，预防 12 种传染、感染性疾病。居民可自愿选择接种自费的非免疫规划疫苗，包括流感疫苗、肺炎疫苗、b 型流感嗜血杆菌疫苗（Hib）、水痘疫苗、轮状病毒疫苗、狂犬病疫苗等。

- 我国对儿童实行预防接种证制度。儿童出生后 1 个月内，监护人应为其办理预防接种证，每次接种疫苗时应携带预防接种证，儿童入托、入学时，监护人应配合托幼机构、学校做好预防接种证查验。预防接种是儿童的基本权利，儿童监护人应按照程序按时带孩子接种疫苗，因故错过接种的要尽快补种。

表1-1 国家免疫规划疫苗儿童免疫程序表（2021版）

可预防疾病	疫苗种类	接种途径	剂量	英文缩写	出生时	1月	2月	3月	4月	5月	6月	8月	9月	18月	2岁	3岁	4岁	5岁	6岁
乙型病毒性肝炎	乙肝疫苗	肌内注射	10或20μg	HepB	1	2					3								
结核病[1]	卡介苗	皮内注射	0.1ml	BCG	1														
脊髓灰质炎	脊灰灭活疫苗	肌内注射	0.5ml	IPV			1	2											
	脊灰减毒活疫苗	口服	1粒或2滴	bOPV					3								4		
百日咳、白喉、破伤风	百白破疫苗	肌内注射	0.5ml	DTaP				1	2	3				4					
	白破疫苗	肌内注射	0.5ml	DT															5
麻疹、风疹、流行性腮腺炎	麻腮风疫苗	皮下注射	0.5ml	MMR								1		2					

接种年龄

11

续表

可预防疾病	疫苗种类	接种途径	剂量	英文缩写	接种年龄															
					出生时	1月	2月	3月	4月	5月	6月	8月	9月	18月	2岁	3岁	4岁	5岁	6岁
流行性乙型脑炎[2]	乙脑减毒活疫苗	皮下注射	0.5ml	JE-L								1			2				
	乙脑灭活疫苗	肌内注射	0.5ml	JE-I								1,2			3				4
流行性脑脊髓膜炎	A群流脑多糖疫苗	皮下注射	0.5ml	MPSV-A							1		2						
	A群C群流脑多糖疫苗	皮下注射	0.5ml	MPSV-AC												3			4
甲型病毒性肝炎[3]	甲肝减毒活疫苗	皮下注射	0.5ml或1.0ml	HepA-L										1					
	甲肝灭活疫苗	肌内注射	0.5ml	HepA-I										1	2				

注：1. 主要指结核性脑膜炎、粟粒性肺结核等。

2. 选择乙脑减毒活疫苗接种时，采用两剂次接种程序。选择乙脑灭活疫苗接种时，采用四剂次接种程序；乙脑灭活疫苗第1、2剂次间隔7～10天。

3. 选择甲肝减毒活疫苗接种时，采用一剂次接种程序。选择甲肝灭活疫苗接种时，采用两剂次接种程序。

9. 流感疫苗管用吗

在流感流行季节前接种流感疫苗可以预防流感,减少患流感的机会或减轻患流感后的症状。

- 流行性感冒(流感)不同于普通感冒,是一种严重的呼吸道传染病。
- 由于流感病毒常常发生变异,流感疫苗需每年接种方能获得有效保护。

10. 艾滋病、乙肝和丙肝通过什么途径传播

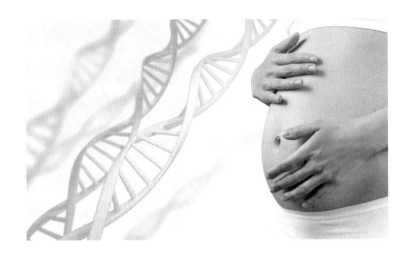

艾滋病、乙肝和丙肝通过血液、性接触和母婴三种途径传播。

- 在日常工作和生活中,与艾滋病、乙肝和丙肝病人或感染者的这些接触不会造成感染:

- 一般接触：共用马桶、电话机、餐饮具、卧具、游泳池、公共浴池以及其他公共设施等；
- 亲密接触：接吻、拥抱；
- 其他接触：病人或感染者咳嗽的飞沫，被叮咬过病人或感染者的蚊虫叮咬。

11. 肺结核的传播途径和症状是什么

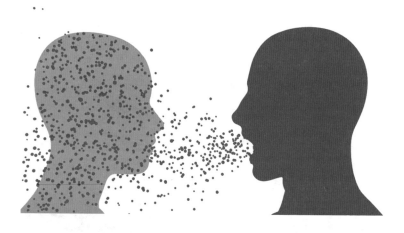

肺结核主要通过病人咳嗽、打喷嚏、大声说话等产生的飞沫核传播；出现咳嗽、咳痰 2 周以上，或痰中带血，应及时检查是否得了肺结核。

- 肺结核病是由结核分枝杆菌(结核杆菌)引起的呼吸道传染病。
- 怀疑得了肺结核要及时到结核病定点医院或者结核病防治机构就诊。
- 早期诊断和及时治疗可以提高治愈率，减少传染他人的可能性。

12. 肺结核能治愈吗

坚持规范治疗，绝大部分肺结核病人能够治愈，并能有效预防耐药结核病。

- 我国对肺结核病人实行免费检查和免费抗结核药物治疗。肺结核病人应到所在地的结核病定点医院或者结核病防治机构接受规范检查和治疗。

- 传染期肺结核病人：尽量避免去公共场所，必须外出时应佩戴口罩；在咳嗽、打喷嚏时要用纸巾或手绢捂住口鼻，减少结核菌的传播。

13. 如何预防血吸虫病

血吸虫病是严重危害人体健康的寄生虫病，人和家畜接触了含有血吸虫尾蚴的水体（简称"疫水"），就会感染血吸虫病。

- 血吸虫病的预防方法：
  - 不接触有钉螺（血吸虫病传播的中间宿主）孳生的湖、河、塘及水渠的水体。
  - 不在可能含有血吸虫尾蚴的水中游泳、戏水、打草、捕鱼、捞虾、洗衣、洗菜或进行其他活动。
  - 因生产、生活和防汛需要接触疫水时，要采取涂抹防护油膏，穿戴防护用品等措施。
  - 在血吸虫病流行区，应尽量避免接触疫水；接触疫水后，应及时进行检查或接受预防性治疗。

14. 被狗、猫咬伤后应该怎么办

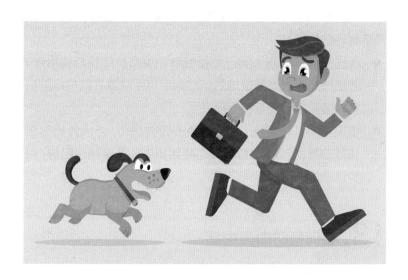

　　狂犬病是由狂犬病病毒引起的急性传染病，主要由携带狂犬病病毒的犬、猫等动物咬伤抓伤所致，一旦引起发病，病死率达 100%。

● 人被犬、猫抓伤、咬伤后，应立即用流动的自来水或肥皂水充分冲洗伤口 15 分钟，并尽快前往犬伤门诊就诊，接种狂犬疫苗，并视伤情注射狂犬病免疫球蛋白或血清。

● 狂犬病疫苗一定要按照程序按时、全程接种。

● 为控制狂犬病传播，饲养者要为犬、猫接种兽用狂犬病疫苗，防止犬、猫发生狂犬病并传播给人。带犬外出时，要使用犬链，或给犬戴上笼嘴，防止咬伤他人。

15. 什么是四害，它们传播什么疾病

蚊子、苍蝇、老鼠、蟑螂会传播许多疾病，被称为"四害"。

- 蚊子能传播疟疾、乙脑、登革热等疾病；苍蝇可以传播霍乱、痢疾、伤寒等疾病；老鼠传播鼠疫、流行性出血热、钩端螺旋体病等疾病；蟑螂可以传播痢疾、伤寒等疾病，其排泄物中的蛋白还可引起过敏性鼻炎和哮喘。

- 要预防蚊子、苍蝇、老鼠、蟑螂传播疾病，必须清洁环境，及时清理垃圾，保存好食物，有针对性地采取防、杀、灭等措施。

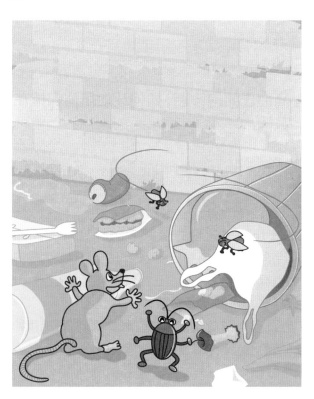

16. 病死禽畜和野生动物能吃吗

发现病死禽畜要报告，不加工、不食用病死禽畜，不食用国家保护的野生动物。

- 一些疾病可以通过动物传播，如鼠疫、狂犬病、高致病性禽流感等，也被称为人兽共患疾病。
- 预防这些人兽共患疾病要做到：接触禽畜后及时洗净双手；尽量不与病畜、病禽接触；不加工、不食用病死、不明原因死亡、未经卫生检疫或检疫不合格、生的或未煮熟或未煮透的禽畜；不食用国家保护的野生动物。
- 发现病死禽畜要及时向畜牧部门报告，由畜牧部门来妥善处理病死禽畜。

17. 高血压如何诊断，如何让血压值保持在正常范围

关注血压变化，控制高血压危险因素，高血压患者要学会自我管理。

- 高血压的诊断标准：

  在未使用降压药物的情况下，非同日 3 次测量收缩压≥140mmHg 和 / 或舒张压≥90mmHg，可诊断为高血压；

  患者有高血压病史，目前正在服用抗高血压药物，血压虽低于上述标准，仍诊断为高血压。
- 超重或肥胖、高盐饮食、吸烟、长期饮酒、长期精神紧张、体力活动不足者是高血压的高危人群。

- 高血压患者要学会血压自我管理,关注血压变化,控制高血压危险因素,遵医嘱服药,定期测量血压和复查。
- 高血压患者及高危人群要养成健康的行为生活方式:食盐摄入量每天不应超过 5 克,多吃水果和蔬菜,减少油脂摄入,做到合理膳食、控制体重、戒烟限酒、适量运动、减轻精神压力、保持心理平衡。

18. 糖尿病如何诊断,如何让血糖值保持在正常范围

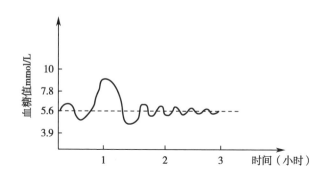

关注血糖变化,控制糖尿病危险因素,糖尿病患者要学会自我管理。

- 糖尿病的诊断标准:出现糖尿病症状(多饮、多尿、多食、体重下降,通称"三多一少")加上随机血糖≥11.1mmol/L,或空腹血糖≥7.0mmol/L,或葡萄糖负荷后 2 小时血糖≥11.1mmol/L 可诊断为糖尿病。(mmol/L 是血糖单位,读毫摩尔每升)

- 具备以下因素之一，即为糖尿病高危人群：
  - 糖调节受损（空腹血糖 6.1～7.0mmol/L 和 / 或葡萄糖负荷后 2 小时血糖 7.8～11.1mmol/L）
  - 超重与肥胖
  - 高血压患者
  - 血脂异常
  - 糖尿病家族史
  - 妊娠糖尿病史
  - 女性有巨大儿（出生体重≥4kg）分娩史
- 糖尿病患者及高危人群应加强自我管理，关注血糖变化，控制糖尿病危险因素。遵医嘱用药，定期监测血糖和血脂，控制饮食，适量运动，不吸烟，不喝酒，预防和减少并发症。

19. 如何尽早发现癌症和癌前病变

积极参加癌症筛查，及早发现癌症和癌前病变见表 1-2。
- 癌症筛查和早期检测是发现癌症和癌前病变的重要途径，有利于癌症的早期发现和及时治疗，应积极参加癌症筛查。目前推荐重点人群进行肺癌、结直肠癌和上消化道癌的早期筛查，成年女性还有宫颈癌和乳腺癌筛查。

表1-2 癌症早筛表

筛查癌症	筛查对象	筛查技术	来源
肺癌	肺癌筛查应在肺癌高风险人群中进行。肺癌高风险人群介于50~74岁，且至少符合以下条件之一： （1）吸烟包年数≥30包年，包括曾经吸烟≥30包年，但戒烟不足15年； （2）与条件1共同生活或同室工作（被动吸烟）>20年； （3）患有慢性阻塞性肺疾病； （4）有职业暴露史>1年，包括暴露于石棉、氡、铍、铬、镉、硅、煤烟和煤烟灰； （5）有一级亲属确诊肺癌。 注1：吸烟包年数＝每天吸烟的包数（每包20支）×吸烟年数 注2：一级亲属指父母、子女及兄弟姐妹（同父母）	肺癌筛查应采用低剂量螺旋CT（LDCT），不宜采用胸部X线检查	中国肺癌筛查标准（T-CPMA 013-2020）
结直肠癌	一般风险人群： （1）一级亲属具有结直肠癌史（包括非遗传性结直肠癌家族和遗传性结直肠癌家族史）； （2）本人有结直肠癌史； （3）本人有肠道腺瘤病史； （4）本人患有8~10年长期不愈的炎症性肠病； （5）本人粪便潜血试验阳性； （6）一般风险人群40岁起接受结直肠癌风险筛查。	结肠镜是结直肠癌筛查的金标准；粪便免疫化学测试（FIT）适用于结直肠癌筛查，其对结直肠癌诊断灵敏度较高，但对癌前病变灵敏度有限；乙状结肠镜可用于结直肠癌筛查，其对远端结直肠癌的灵敏度、特异度均较高；结肠CT成像技术在特定条件下可用于结直肠癌筛查，对结直肠癌和癌前病变具有一定的筛检能力	中国结直肠癌筛查与早诊早治指南（2020，北京）

续表

筛查癌症	筛查对象	筛查技术	来源
上消化道癌	上消化道癌症高发地区40～69岁人群	内镜检查及病理检查	上消化道癌筛查及早诊早治技术方案（2014年，试行）
宫颈癌	三年以上性行为或有性行为的妇女。筛查起始时间为经济发达地区25～30岁女性，经济欠发达地区35～40岁女性，终止筛查时间为65岁	（1）宫颈/阴道病毒细胞学涂片检查及人乳头状瘤病毒HPV检测；（2）组织学检查；（3）阴道镜检查；（4）膀胱镜、直肠镜检查；（5）影像学检查	宫颈癌诊疗规范（2018年版）
乳腺癌	（1）有遗传家族史，即具备以下任意一项者：①一级亲属有乳腺癌或卵巢癌史；②二级亲属50岁前，患乳腺癌2人及以上；③二级亲属50岁前，患卵巢癌2人及以上；④至少1位一级亲属携带已知BRCA1/2基因致病性遗传突变；或自身携带BRCA1/2基因致病性遗传突变。（2）具备以下任意一项者：①月经初潮年龄≤12岁；②绝经年龄≥55岁；③有乳腺活检史或乳腺良性疾病手术史，或病理证实的乳腺（小叶或导管）不典型增生病史；④使用"雌孕激素联合"的激素替代治疗不少于半年；⑤45岁后乳腺X线检查提示乳腺实质（或乳房密度）类型为不均匀致密型或致密型。（3）具备以下任意两项者：①无哺乳史或哺乳时间<4个月；②无活产史（含从未生育、流产、死胎）或初次活产年龄≥30岁；③仅使用"雌激素"的激素替代治疗不少于半年；④流产（含自然流产和人工流产）≥2次。注：一级亲属指母亲、女儿以及姐妹；二级亲属指姑、姨、祖母和外祖母；BRCA1/2基因分别是人类17、13号染色体上的重要基因，它们的突变与乳腺癌高度相关。	（1）一般风险人群的筛查措施为：①每1～2年应进行1次乳腺超声检查；②如不具备乳腺超声检查条件，宜使用乳腺X线摄影检查。（2）高风险人群的筛查措施为：①每年应进行1次乳腺超声联合乳腺X线摄影检查；②对于不具备乳腺X线摄影检查条件的地区，宜选择乳腺超声检查进行检查；③对于检测为BRCA1/2突变携带者，宜使用乳腺超声联合乳腺X线摄影检查后，加用乳腺核磁检查。	中国女性乳腺癌筛查标准（T-CPMA 014—2020）

- 除筛查外，还可以通过自我观察或者感觉到的身体发出的癌症早期危险信号有：
  - 异常肿块。
  - 疣痣增大或变色。
  - 溃疡经久不愈。
  - 持续性消化不良和食欲减退。
  - 大便习惯改变。
  - 持久性声音嘶哑，干咳，痰中带血。
  - 耳鸣，听力减退，鼻出血，鼻炎分泌物带血。
  - 月经期外或绝经后阴道不规则出血，特别是接触性出血。
  - 不明原因的发热、乏力，进行性体重减轻。
  - 无痛性血尿、排尿不畅。

20. 什么是抑郁症和焦虑症，如何正确对待

每个人都可能出现抑郁和焦虑情绪，要正确认识抑郁症和焦虑症。

- 抑郁症和焦虑症是两种常见的精神障碍。
  - 出现心情压抑、愉悦感缺乏、兴趣丧失，伴有精力下降、食欲下降、睡眠障碍、自我评价下降、对未来感到悲观失望等表现，甚至有自伤、自杀的念头或行为，持续存在 2 周以上，就有可能患了抑郁症。
  - 突然或经常莫名其妙地感到紧张、害怕、恐惧，常伴有明显的心慌、出汗、头晕、口干、呼吸急促等躯体症状，严重时有濒死感、失控感，如经常频繁发生，就有可能患了焦虑症。

- 一过性的或短期的抑郁和焦虑情绪,可通过自我调适或心理咨询予以缓解和消除,不用过分担心。(一过性是医学专业术语,指人体感到某些不适,但不久就消失)
- 如怀疑自己患有抑郁症和焦虑症,不要有病耻感,要主动就医。
- 不要歧视抑郁症和焦虑症患者。

21. 关爱老年人,如何预防跌倒,如何识别阿尔茨海默病

　　尊重老年人的思维方式和自主选择,力所能及地为老年人创造更好的生活环境,支持和鼓励老年人树立新的社会价值自信和家庭价值自信。

　　跌倒是造成 65 岁及以上人群因伤害致死的第一位原因,老年人需要增强防跌倒意识。

- 预防老年人跌倒要做到:
  - 营造安全防跌的家居环境:家居环境中尽可能减少障碍物;改善家中照明,保证照明亮度;地面要防滑,并保持干燥;在马桶旁、浴缸旁安装扶手;淋浴室地板上应放置防滑橡胶垫。
  - 运动锻炼预防跌倒:老年人要选择适合自己的体育锻炼方式,坚持锻炼,增强肌肉力量和平衡能力。
  - 安全用药预防跌倒:药物副作用及多重用药也是引发老年人跌倒的主要原因,建议老年人在临床医师指导下规范用药。

- 个人防护防跌倒：选择合适的衣物、鞋子，老花镜；保持均衡健康的饮食习惯，适度补钙，勤晒太阳，促进自身骨骼健康；养成安全起居习惯，不要猛然起床或站立，不要空腹洗澡，避免爬梯子或高处取物等危险行为。
- 选择合适的防跌辅具：防跌辅具可以帮助老年人安全出行，减少跌倒风险，如手杖、助行器、轮椅等。

阿尔茨海默病是发生于老年人的神经系统退行性疾病，也是最常见的一种老年痴呆症，表现为记忆力、计算力、判断力、注意力、抽象思维能力、语言功能减退，情感和行为障碍，独立生活和工作能力丧失。阿尔茨海默病是不可逆转的进行性病变，需要给予老年人充分关爱和特殊护理，必要时由专科医生诊治。

22. 安全期避孕可靠吗，人工流产有危害吗

选择安全高效的避孕措施，减少人工流产，关爱女性生殖健康。

- 育龄男女如果短期内没有生育意愿，可选择口服避孕药、避孕套避孕。
- 已婚已育夫妇可使用宫内节育器、皮下埋植等长效高效避孕方法，无继续生育意愿者，可采取绝育术等永久避孕措施。
- 安全期避孕和体外排精等方法避孕效果不可靠，不建议作为常规避孕方法。
- 反复的人工流产会增加生殖道感染、大出血的风险，甚至发生宫腔粘连、继发不孕等疾病或不良结局，严重影响女性健康。

● 男性作为性伴侣，在计划生育、避免意外妊娠中应承担更多的责任。杜绝违背女性意愿的性行为，尊重和维护女性在生殖健康方面的权益。

23. 保健食品能当药吃吗

保健食品不是药品，正确选用保健食品。

● 保健食品指适宜于特定人群食用，具有调节机体功能，不以治疗疾病为目的，并且在规定剂量之内，对人体不产生任何急性、亚急性或者慢性危害的食品。所以保健食品是食品，不是药品，也不能代替药品！

● 保健食品可补充膳食摄入不足或调节身体机能，健康人群如果能够坚持平衡膳食，不建议额外食用保健食品。

我国对保健食品实行注册审评制度，由国家市场监督管理总局对审查合格的保健食品发给《保健食品批准证书》，获得《保健食品批准证书》的食品准许使用保健食品标志。保健食品标签和说明书必须符合国家有关标准、法规的要求。

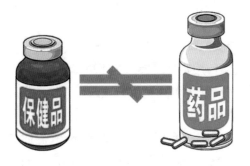

24. 从事有毒有害工作,该如何避免职业伤害

劳动者要了解工作岗位和工作环境中存在的危害因素,遵守操作规程,注意个人防护,避免职业伤害。

- 劳动是每个人的基本需要,但有些工作岗位和工作环境中存在有害因素,会对健康产生影响,甚至可能造成疾病。所以劳动者必须具有自我保护意识、自我防护知识和技能,要主动了解工作岗位和工作环境中可能存在的职业危害因素,积极采取防护措施,避免职业伤害。

- 常见的有害因素包括:
  - 有毒有害的化学因素,如粉尘、铅、苯、汞等。
  - 有害的物理因素,如噪声、振动、高低气压、电离辐射等。
  - 有害的生物因素,如布氏杆菌、炭疽杆菌、森林脑炎病毒等。

  劳动者过量暴露于上述有害因素,会对健康造成损害,严重时会引起职业病,如尘肺、铅中毒、苯中毒等。

- 长期接触职业有害因素,必须定期参加职业健康检查。

- 如果被诊断得了职业病,必须及时治疗,避免与工作环境继续接触,必要时调换工作。

- 劳动者要树立职业卫生意识,做好个人防护,严格遵守各项劳动操作规程,掌握个人防护用品的正确使用方法,在工作期间全程、规范使用防护用品,例如防护帽或者防护服、防护手套、防护眼镜、防护口(面)罩、防护耳罩(塞)、呼吸防护器和皮肤防护用品等。

- 要熟悉常见事故的处理方法,掌握安全急救知识。一旦发生事故,能够正确应对,正确逃生、自救和互救。

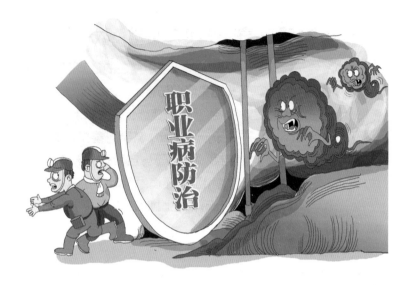

25. 从事有毒有害工作，享有哪些职业保护权利

从事有毒有害工种的劳动者享有职业保护的权利。

- 《中华人民共和国职业病防治法》明确规定，劳动者依法享有职业卫生保护的权利，保护劳动者免受不良工作环境对健康的危害，是用人单位的责任。用人单位应当为劳动者创造符合国家职业卫生标准和卫生要求的工作环境和条件，并采取措施保障劳动者获得职业卫生保护。

- 职业保护的主要保障措施包括：
  - 用人单位必须和劳动者签订劳动合同，合同中必须告知劳动者其工作岗位可能存在的职业危害。
  - 必须按照设计要求配备符合要求的职业病危害防护设施和个人防护用品。

- 必须对作业场所职业病危害的程度进行监测、评价与管理。
- 必须按照职业健康监护标准对劳动者进行职业健康检查并建立劳动者健康监护档案。
- 对由于工作造成的健康损害和患职业病的劳动者给予积极治疗和妥善安置,并给予工伤待遇。

● 劳动者要知晓用法律手段保护自己应有的健康权益。

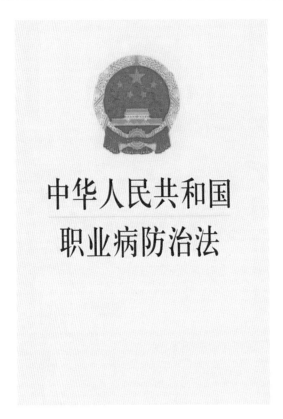

☑ 健康生活方式与行为

1. 健康生活方式包括哪几个方面

健康生活方式主要包括合理膳食、适量运动、戒烟限酒、心理平衡四个方面。

- 合理膳食：指能提供全面、均衡营养的膳食。《中国居民膳食指南》为合理膳食提供了权威的指导。

- 适量运动：指运动方式和运动量适合个人的身体状况，建议每周至少 5 次以上，每次不少于 30 分钟，运动量要适度，持之以恒；坚持日常身体活动，尽量减少久坐时间，每小时起来动一动，动则有益。

- 戒烟限酒：戒烟越早越好，任何时候戒烟对身体都有好处。尽量少饮酒，最好不饮酒，一定不酗酒。

- 心理平衡：养成乐观、开朗、豁达的生活态度，将目标定在自己能力所及的范围内，建立良好的人际关系，积极参加社会活动等均有助于个体保持自身的心理平衡状态。

2. 如何衡量体重是否正常

保持正常体重，避免超重与肥胖。

- 体重是否正常可用体质指数（BMI）来判断。计算公式为：BMI= 体重（千克）/ 身高的平方（米^2）。

- 成年人的正常 BMI 值为 18.5～23.9，<18.5 为偏瘦，24≤BMI<28 为超重，≥28 为肥胖。

- 超重和肥胖是心血管疾病、糖尿病和某些肿瘤患病率增加的主要原因之一，所以要保持正常体重，避免超重与肥胖。

- 来测测你自己的 BMI 值吧：

我的BMI=(体重)＿＿＿千克/(身高^2)＿＿＿米^2=＿＿＿

我属于偏瘦☐　正常☐　超重☐　肥胖☐

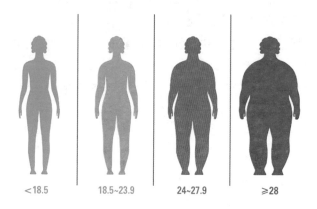

<18.5　　18.5~23.9　　24~27.9　　≥28

3. 合理膳食应该怎么吃

膳食应以谷类为主,多吃蔬菜、水果和薯类,注意荤素、粗细搭配。

● 平均每天摄入食物12种以上,每周25种以上,搭配合理。

● 成年人每天应摄入200~300克的谷类食物,其中包括全谷物和杂豆50~150克;再加薯类50~100克。

● 成人每天摄入新鲜蔬菜300~500克,深色蔬菜应占1/2,新鲜水果200~350克。蔬菜和水果不能相互替换,建议餐餐有蔬菜,天天有水果。

● 每天食用动物性食物120~200克;每天一个鸡蛋;每周至少食用水产品2次。

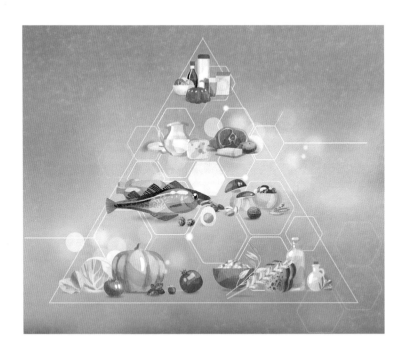

4. 有必要每天吃奶类、豆类食物吗

提倡每天食用奶类、豆类及其制品。

- 建议每人每天饮奶 300～500 克或相当量的奶制品。
- 高血脂和超重肥胖者应选择低脂、脱脂奶及其制品。
- 建议每人每天摄入 25～35 克大豆及坚果类。

5. 每天摄入多少克油、多少克盐合适

膳食要清淡，少油少盐，食用合格碘盐。

- 油脂摄入过多会增加患肥胖、高血脂、动脉粥样硬化等多种慢性疾病的风险，盐摄入量过高与高血压、脑卒中的发病密切相关，应养成清淡饮食、少油少盐的膳食习惯。
- 每人每天烹调油用量 25~30 克。

  食盐摄入量不超过 5 克（包括酱油、酱菜、酱中的含盐量）。

  应坚持食用碘盐。严重缺碘会造成生长发育不良、身材矮小、智力障碍等。孕妇缺碘会影响胎儿大脑的发育，还会引起早产、流产、胎儿畸形等。

6. 每天喝多少水合适呢

讲究饮水卫生，每天适量饮水。

- 在温和气候条件下，低身体活动水平成年男性每天喝水 1 700 毫升，成年女性每天喝水 1 500 毫升，学龄儿童每天喝水 800~1 400 毫升。高温或强体力劳动者应根据情况，适当增加饮水量。
- 注意饮水卫生，首先要保护好饮用水源，受污染水源必须经净化或消毒处理后，才能用做生活饮用水。生活饮用水污染会引起肠道传染病和中毒等。

7. 家庭购买、处理、保存食品，分别要注意什么

生、熟食品要分开存放和加工，生吃蔬菜水果要洗净，不吃变质、超过保质期的食品。

- 购买预包装食品时要查看生产厂家名称、地址、生产日期和保质期，不购买标识不全的食品。

- 在食品加工贮存过程中，生、熟食品要分开。
- 冰箱保存食物时，也要注意生熟分开，熟食品要加盖储存。
- 生食品要烧熟煮透再吃，剩饭菜应重新彻底加热再吃。储存时间过长或者储存不当都会引起食物受污染或者变质，受污染或者变质的食品不能再食用。任何食品都有储藏期限，在冰箱里放久了也会变质。

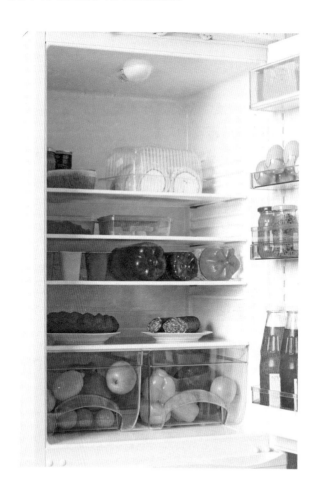

8. 成年人该如何进行适量运动

成年人每日应进行 6 千步～10 千步当量的身体活动，动则有益，贵在坚持。

- 千步当量是指以 4 千米 / 小时的速度，步行 10 分钟的身体活动量，以这个速度步行 1 小时就是 6 千步当量。
- 每天 6 千步的活动量不一定全部是步行，可包括日常生活、工作、出行和体育锻炼活动。
- 减少久坐时间，每小时起来动一动。
- 欲降低心血管疾病等慢性病的风险，则每日要达到中等强度的活动量，比如每天行走 6 千步，并根据自身体质和活动中的感觉灵活调节活动强度。
- 活动量过小达不到健身目的，过大又可能超过身体所能负担的极限，反而造成伤害，所以提倡活动要适量。

衡量活动量大小，有一个简单易记的公式：

活动时的最高心率≤170- 年龄。如您 50 岁的话，活动时最高心率在 120 以下，就是比较合适的活动量。

9. 吸烟、二手烟都会对健康造成危害吗

吸烟和二手烟暴露会导致癌症、心血管疾病、呼吸系统疾病等多种疾病，吸烟者的平均寿命比不吸烟者至少减少 10 年。

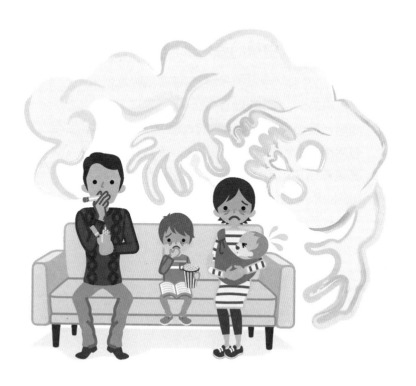

- 吸烟可导致多种癌症、冠心病、脑卒中、慢性阻塞性肺疾病、糖尿病、白内障、男性勃起功能障碍、骨质疏松等疾病。

- 90% 的男性肺癌死亡和 80% 的女性肺癌死亡与吸烟有关。现在吸烟者中将来会有一半因吸烟而提早死亡，吸烟者的平均寿命比不吸烟者至少减少 10 年。

- 室内工作场所、公共场所和公共交通工具内完全禁烟是保护人们免受二手烟危害的最有效措施。二手烟不存在所谓的"安全暴露"水平，在同一室内，划分吸烟区和非吸烟区将吸烟者和不吸烟者分开、安装净化空气或通风设备等，都不能够消除二手烟雾对不吸烟者的危害。

10. 低焦油、中草药卷烟能降低危害吗

"低焦油卷烟""中草药卷烟"不能降低吸烟带来的危害，反而容易诱导吸烟，影响吸烟者戒烟。

- 吸烟者在吸"低焦油卷烟"的过程中存在"吸烟补偿行为"，包括用手指和嘴唇堵住滤嘴上的透气孔、加大吸入烟草烟雾量和增加吸卷烟的支数等。"吸烟补偿行为"的存在使吸烟者吸入的焦油和尼古丁等有害成分并未减少。
- 不存在无害的烟草制品，只要吸烟就有害健康。

11. 戒烟有哪些好处

任何年龄戒烟均可获益，戒烟越早越好，戒烟门诊可提供专业戒烟服务。

- 研究发现：60、50、40 或 30 岁时戒烟可分别赢得 3、6、9 或 10 年的预期寿命；戒烟 1 年后，戒烟者发生冠心病的风险大约降低 50%；戒烟 10 年后，戒烟者肺癌发病风险降至持续吸烟者的 30%～50%；戒烟 15 年后，将降至与从不吸烟者相同的水平。
- 吸烟者在戒烟过程中可能出现不适症状，必要时可寻求专业戒烟服务。戒烟门诊可向吸烟者提供专业戒烟服务。

12. 如何把握喝酒的度

尽量少饮酒，最好不饮酒，一定不酗酒，戒酒需要医学专业指导。

- 酒几乎不含有营养成分。

世界卫生组织认为饮酒没有安全阈值，即使少量饮酒，也会对身体造成伤害。因此建议尽量少饮酒，最好不饮酒，一定不酗酒。

- 禁止孕妇和儿童、青少年饮酒。
- 如果饮酒成为生活的第一需要，无法克制对酒的渴望，不喝酒会出现身体、心理上的不舒服，甚至出现幻觉妄想等精神症状，就需要去精神科接受相应治疗。

13. 如何正确使用成瘾性药物

遵医嘱使用镇静催眠药和镇痛药等成瘾性药物，预防药物依赖。

- 遵医嘱使用镇静催眠药和镇痛药等成瘾性药物，可以治疗和缓解病痛。
- 不合理地长期、大量使用可导致药物依赖。因此，任何人都不要擅自使用镇静催眠药和镇痛药等成瘾性药物，包括含有麻醉药品、精神药品成分的复方制剂（如含有可待因、福尔可定等具有成瘾性成分的止咳药），也不要随意丢弃或给他人使用。
- 出现药物依赖后，应去综合医院精神科或精神专科医院接受相应治疗。

14. 面对毒品的正确做法

拒绝毒品！

- 吸毒非常容易成瘾，有的人只吸一支含有毒品的烟就会上瘾。
- 毒品严重危害健康，吸毒危害自己、危害家庭、危害社会、触犯法律。一旦成瘾，应立即进行戒毒治疗。
- 预防毒品危害，应当严格控制自己，拒绝一切毒品。

15. 每天睡几个小时才算睡眠充足

劳逸结合，每天保证 7～8 小时睡眠。

- 作息规律，注意劳逸结合，培养有益于健康的生活情趣和爱好。顺应四时，起居有常。
- 成人一般每天需要 7～8 小时睡眠，长期睡眠时间不足有害健康。
- 儿童青少年所需的睡眠时间较成人要明显增加，1～3 周岁的幼儿每天睡眠时间不少于 12 小时，3～6 周岁的学龄前儿童需要 11 小时，小学生的睡眠时间为 10 小时，初中生为 9 小时，高中生为 8 小时。

16. 如果有心理问题了，该如何正确对待呢

应该重视和维护心理健康，遇到心理问题时应主动寻求帮助。

- 心理健康问题能够通过调节自身情绪和行为、寻求情感交流和心理援助等方法解决。
- 如果怀疑有心理问题，要及早去精神专科医院或综合医院的心理科或精神科咨询、检查和诊治。

17. 讲究个人卫生,要注意哪几个方面

勤洗手、常洗澡、早晚刷牙、饭后漱口,不共用毛巾和洗漱用品。

● 用正确的方法洗手能有效地防止感染及传播疾病。

● 勤洗头、理发,勤洗澡、换衣,能及时清除毛发中、皮肤表面、毛孔中的皮脂、皮屑等新陈代谢产物以及灰尘、细菌,防止皮肤发炎、长癣。

● 洗头、洗澡和擦手的毛巾,应保持干净,并且做到一人一盆,一面巾,一浴巾,一牙刷,一牙杯,牙刷每3个月更换一次。

18. 冬天也要开窗通风吗

根据天气变化和空气质量,冬天也要适时开窗通风,保持室内空气流通。

● 阳光中的紫外线能杀死多种致病微生物,让阳光经常照进屋内,可以保持室内干燥,减少细菌、霉菌繁殖的机会。

● 开窗通风,可以保持室内空气流通,使室内有害气体或病菌得到稀释,预防呼吸道传染病发生,但是雾霾、沙尘天气时应减少通风换气频率。

19. 咳嗽、打喷嚏,要遮掩口鼻

咳嗽、打喷嚏时,一定要遮掩口鼻。

● 肺结核病、流行性感冒、流行性脑脊髓膜炎、麻疹等常见呼吸道传染病的病原体可随患者咳嗽、打喷嚏、大声说话、随地吐痰时产生的飞沫进入空气,传播给他人。

- 不要随地吐痰！咳嗽，打喷嚏时用纸巾、手绢、手肘等遮掩口鼻，应避免直接用手遮掩。如果用手捂过口鼻，一定要及时清洗双手。

20. 农村人畜粪便应该怎么处理

使用卫生厕所，管理好人畜粪便。

- 农村地区要科学规划、建设数量足够、布局合理的厕所，清洁卫生又方便。
- 人畜粪便常规使用高温堆肥法、沼气发酵法、漂白粉或生石灰搅拌处理等方法使粪便无害化处理。在没有使用无害化厕所的地区，常用方法是粪便清理后加拌秸秆、黄土后高温堆肥，变成有机肥后作为农作物的底肥使用。
- 规模养殖企业对猪粪等含水率高的禽畜粪便，应采用沼气发酵、直接堆腐、塔式发酵等生物发酵模式；对鸡粪等含水率低的粪便可直接晾晒、烘干。处理后的禽畜粪便可以作为有机肥或饲料使用。

21. 科学就医是一生病就去大医院找大专家吗

科学就医，及时就诊，遵医嘱治疗，理性对待诊疗结果。

- 科学就医是指合理利用医疗卫生资源，选择适宜、适度的医疗卫生服务，有效防治疾病、维护健康。
- 遵从分级诊疗，避免盲目去大医院就诊和过度诊疗。
- 生病后要及时就诊，早诊断、早治疗，避免延误治疗的最佳时机，这样既可以减少疾病危害，还可以节约看病的花费。

- 就医时要携带有效身份证件、既往病历及各项检查资料，如实向医生陈述病情，配合医生治疗，遵从医嘱按时按量用药。按照医生的要求调配饮食、改变不健康的行为生活方式。
- 不要有病乱求医，使用几个方案同时治疗，不要轻信偏方，不要凭一知半解、道听途说自行买药治疗。

22. 用药要注意哪些事项

合理用药，能口服不肌注，能肌注不输液，在医生指导下使用抗生素。

- 根据自身病情，在医生指导下合理用药，能不用就不用，能少用就少用，能口服不肌注，能肌注不输液，避免过量用药。
- 抗生素是处方药，所有抗生素在抗感染的同时都有不同程度的不良反应甚至毒性反应。抗生素针对细菌感染有效，针对病毒引起的感冒、伤风和其他上呼吸道感染无效。因此居民应在医生的指导下规范、合理使用抗生素。
- 禁止使用过期药品。
- 一旦误服、误用药物，要及时携带药品及包装就医。

23. 如何减少道路交通伤害

戴头盔、系安全带，不超速、不酒驾、不疲劳驾驶，减少道路交通伤害。

- 在道路交通碰撞中，佩戴安全头盔可有效减轻摩托车和两轮电动车驾驶员的头部伤害，使驾驶员的死亡风险显著减少；系安全带可使汽车驾乘人员的致命伤害降低。

- "十次事故九次快"，超速驾驶危害很大，显著增加发生交通事故的概率，因此一定要遵守交通规则，按照道路限速安全驾驶。

- 酒精、毒品、某些药物会降低驾驶人员的判断能力和反应能力。疲劳驾驶显著增加严重交通事故风险，驾驶员连续驾驶 4 小时应休息 1 次，每次至少 20 分钟，保证驾驶时精力充沛、注意力集中。

- 儿童乘客应使用安全座椅。汽车碰撞时，儿童安全座椅可使婴幼儿死亡率显著降低。

24. 如何预防儿童溺水

加强看护，避免儿童接近危险水域，预防溺水。

- 溺水是我国儿童意外伤害死亡的第一位原因，儿童游泳需要有成人带领或有组织的进行，不要单独下水。要去管理规范的游泳池游泳。

- 下水前,应认真做准备活动,以免下水后发生肌肉痉挛等问题。水中活动时,要避免打闹、跳水等危险行为,如有不适应立即呼救。
- 儿童进行水上活动时,应有专职救生员的全程监护,并为儿童配备合格的漂浮设备。
- 对于低龄儿童,家长要重点看护。不能将儿童单独留在卫生间、浴室、开放的水源边,家中的储水容器要及时排空或加盖。

25. 煤气中毒应如何预防

冬季取暖注意通风,谨防煤气中毒。

- 预防煤气中毒,要尽量避免在室内使用炭火盆取暖;使用炉灶取暖时,要安装风斗或烟囱,定期清理烟囱,保持烟道通畅;使用液化气时,要注意通风换气,经常查看煤气、液化气管道、阀门,如有泄漏应及时请专业人员维修。
- 如发生煤气泄漏,应立即关闭阀门、打开门窗,使室内空气流通。
- 发现有人煤气中毒,应立即先把中毒者移到室外通风处,解开衣领,保持呼吸顺畅;对于中毒严重者,呼叫救护车,送医院抢救。

26. 孕妇必须接受产前检查吗

适龄女性应主动接受婚前和孕前检查,孕期女性应接受不少于5次的产前检查,并住院分娩。

- 结婚前，倡议男女双方到具有资质的医疗机构接受婚前体检，更好地保障婚姻家庭的幸福美满。
- 女性怀孕后应及时去医院检查，建立"孕产妇保健手册"。孕期至少应进行 5 次产前检查，孕早期 1 次，孕中期 2 次，孕晚期 2 次，有异常情况者应适当增加检查次数。定期产前检查能够动态监测胎儿发育情况，及时发现妊娠并发症或合并症。
- 孕妇要到有助产技术服务资格的医疗保健机构住院分娩，高危孕妇应提前住院待产，最大限度地保障母婴安全。

27. 母乳喂养的正确方法

孩子出生后应尽早开始母乳喂养，满 6 个月时合理添加辅食。

- 母乳是婴儿最理想的天然食物，母乳有助于婴儿发育，增强婴儿的免疫能力，降低婴儿患感冒、腹泻、肺炎等疾病的风险，减少成年后肥胖、糖尿病和心脑血管疾病等慢性病的发生。
- 纯母乳喂养可满足 6 个月内婴儿所需全部液体、能量和营养素。世界卫生组织（WHO）母乳喂养可以持续至 2 周岁及以上。
- 母乳喂养不仅能增进母子间感情，还能促进母亲的产后康复。
- 孩子出生后 1 小时内就应开始哺乳。母亲应当按需哺乳，要了解和识别婴儿咂嘴、吐舌、寻觅等进食信号，及时哺喂，不应等到婴儿饥饿哭闹时再哺喂。
- 婴儿 6 个月起，要适时、适量添加辅食。添加辅食的原则是由一种到多种，由少到多，由软到硬，由细到粗，引导婴儿逐步适应。

28. 如何促进儿童的早期发育

通过亲子交流、玩耍可促进儿童早期发育,发现心理行为发育问题要尽早干预。

- 0~3岁儿童的身心健康是发育的基础,父母要重视儿童的早期发育,把儿童的健康、安全和养育工作放在重要的地位。
- 父母要经常与儿童沟通、交流,关注儿童日常行为,及时发现心理行为问题,予以引导和干预。注重培养儿童健康的心智和人格,促进儿童社会性和情感的良性发育。

29. 青少年的健康成长需要注意哪几个方面

青少年处于身心发育的关键时期,要培养健康的行为生活方式,预防近视、超重与肥胖,避免网络成瘾和过早性行为。

- 处于向成人过渡期的青少年,自我意识逐渐增强,渴望独立,人生观、价值观逐渐形成,性意识开始觉醒和发展,但生理和心理尚未完全成熟,需要密切关注和正确引导。
- 青少年要有充足睡眠,保持平衡膳食,加强户外活动,预防超重和肥胖;培养良好的用眼习惯;远离烟草和酒精,拒绝毒品。
- 青少年要从正规渠道获取生殖与性健康信息,拒绝性骚扰、性诱惑和性暴力,避免过早发生性行为。
- 青少年要学会科学、合理利用网络,使之成为学习、成长的好助手,避免接触不良信息,拒绝网络成瘾。

☑ 基本技能

1. 如何正确处理健康信息

关注健康信息，能够正确获取、甄别、理解、应用健康信息。

- 日常生活中要有意识地关注健康信息。遇到健康问题时，能够积极主动地利用现有资源获取相关信息。

- 对于各种途径传播的健康信息能够判断其科学性和准确性，不轻信、不盲从，优先选择从政府、卫生健康行政部门、卫生健康专业机构、官方媒体等正规途径获取健康信息。

- 对甄别后的信息能够正确理解，并自觉应用于日常生活，维护和促进自身及家人健康水平。

2. 如何看食品、药品、保健食品的标签和说明书

能看懂食品、药品、保健食品的标签和说明书。

- **食品标签**：直接向消费者提供的预包装食品标签标示应包括食品名称、配料表、净含量和规格、生产者和／或经销者的名称、地址和联系方式、生产日期和保质期、贮存条件、食品生产许可证编号、产品标准代号及其他需要标示的内容。

产品种类：风味发酵乳

配料：生牛乳、燕麦白桃果味酱、白砂糖、食品添加剂（羟丙基二淀粉磷酸酯、果胶、琼脂、单双甘油脂肪酸脂）、乳清蛋白粉、菊粉、嗜热链球菌、乳双歧杆菌、嗜酸乳杆菌、保加利亚乳杆菌、干酪乳杆菌、食用香精

产品标准代号：GB 19302　储存条件：2℃~6℃　冷藏

　　预包装食品标签应向消费者提供食品营养信息和特性说明，包括营养成分表、营养成分功能标示。营养成分表以一个"方框表"的形式标有食品营养成分名称、含量和占营养素参考值（NRV）百分比，强制标示的核心营养素包括蛋白质、脂肪、碳水化合物和钠。

营养成分表		乳含量>90%
项目	每100克	营养素参考值%
能量	371千焦	4%
蛋白质	2.8克	5%
脂肪	3.0克	5%
碳水化合物	12.5克	4%
钠	60毫克	3%
钙	80毫克	10%

● 药品标签和说明书：药品的标签是指药品包装上印有或者贴有的说明药物的简要内容。药品说明书则是药品标签的详细版，说明书的具体格式、内容和书写要求由原国家食品药品监督管理局制定并发布。

　　标签或者说明书上必须注明药品的通用名称、成分、规格、生产企业、批准文号、产品批号、生产日期、有效期、适应证或者功能主治、用法、用量、禁忌、不良反应和注意事项。麻醉药品、精神药品、医疗用毒性药品、放射性药品、外用药品和非处方药的标签，必须印有规定的标志。

非处方药是个人可以自行判断、购买和使用的药品。非处方药分为甲类非处方药和乙类非处方药,分别标有红色或绿色"OTC"标记。甲类非处方药须在药店执业药师指导下购买和使用;乙类非处方药既可以在社会药店和医疗机构药房购买,也可以在经过批准的普通零售商业企业购买。乙类非处方药安全性更高,无需医师或药师的指导就可以购买和使用。

- 保健食品标签和说明书:保健食品标签和说明书不得有明示或者暗示治疗作用以及夸大功能作用的文字,不得宣传疗效作用。必须标明主要原(辅)料,功效成分或标志性成分及其含量,保健作用和适宜人群、不适宜人群,食用方法和适宜的食用量,规格,保质期,贮藏方法和注意事项,保健食品批准文号,卫生许可证文号,保健食品标志等。

3. 危险标识,你会识别吗

会识别常见的危险标识,如高压、易燃、易爆、剧毒、放射性、生物安全等,远离危险物。

- 危险标识由安全色、几何图形和图形符号构成,用以表达特定的危险信息,提示人们周围环境中有相关危险因素存在。常见的危险标识包括高压、易燃、易爆、剧毒、放射性、生物安全等。

- 识别常见危险标识,可以远离危险,保护自身安全。但要注意,危险标识只起提醒和警告作用,它本身不能消除任何危险,也不能取代预防事故的相应设施。

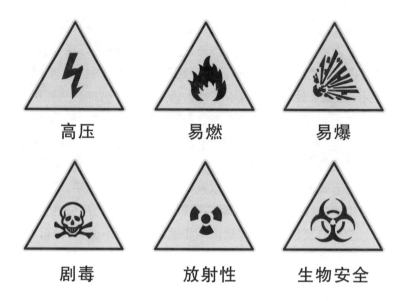

高压	易燃	易爆
剧毒	放射性	生物安全

4. 测量脉搏、体温，你学会了吗

学会测量脉搏和腋下体温。

- 脉搏测量方法：将食指、中指和无名指指腹平放于手腕桡动脉搏动处，计一分钟搏动次数。
- 腋下体温测量方法：先将体温计度数甩到 35℃ 以下，再将体温计水银端放在腋下最顶端后夹紧，10 分钟后取出读数。

5. 安全套的正确使用方法

会正确使用安全套，减少感染艾滋病、性病的危险，防止意外怀孕。

- 选择处于有效期内、无破损、大小合适的安全套。
- 掌握安全套的正确使用方法，坚持每一次性生活全程正确使用，性生活后要检查安全套有无破裂或脱落，若有破裂或脱落，要立即采取紧急避孕措施。
- 不要重复使用安全套，每次使用后应打结丢弃。

6. 如何预防农药中毒

妥善存放和正确使用农药等有毒物品，谨防儿童接触。

- 农药可经口、鼻、皮肤等多种途径进入人体，使人中毒，应妥善存放和正确使用农药等有毒物品，谨防儿童接触。
- 家中存放的农药、杀虫剂等有毒物品，应当分别存放于橱柜或容器中，并在外面加锁。保管敌敌畏、乐果等易挥发失效的农药时，一定要把瓶盖拧紧。
- 有毒物品不能与粮油、蔬菜等堆放在一起，不能存放在既往装食物或饮料的容器中；特别要防止小孩接触，以免发生误服中毒事故。已失效的农药和杀虫剂不可乱丢乱放，防止误服或污染食物、水源。
- 家用杀虫剂、灭鼠剂、灭蟑毒饵等严格按照说明书使用，放置在不易被儿童接触到的地方，以免误食。
- 施用农药时，要严格按照说明书使用并且遵守操作规程，注意个人防护。严禁对收获期的粮食、蔬菜、水果施用农药。严防农药污染水源。
- 对误服农药中毒者，如果患者清醒，要立即设法催吐。经皮肤中毒者要立即冲洗污染处皮肤。经呼吸道中毒者，要尽快脱离引起中毒的环境。中毒较重者要立即送医院抢救。

7. 需要紧急医疗救助时，该如何与120正确沟通

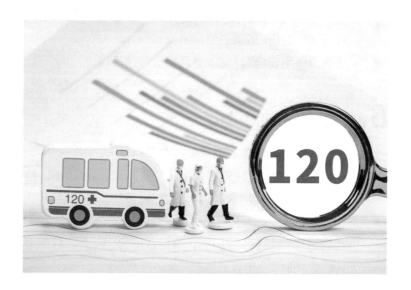

掌握与120接线人员的正确沟通方法。

- 120电话接通后，要准确报告病人所在的详细地址、主要病情，以便救护人员作好救治准备；同时，报告呼救者的姓名及电话号码。必要时，呼救者可通过电话接受医生指导，为病人进行紧急救治。

- 通话结束后，应保持电话畅通，方便救护人员与呼救者联系；在保证有人看护病人的情况下，最好安排人员在住宅门口、交叉路口、显著地标处等候，引导救护车的出入，争取抢救时间。

- 若是出现成批伤员或中毒病人，必须报告事故缘由、罹患人员的大致数目，以便120调集救护车辆、报告政府部门及通知各医院救援人员集中到出事地点。

8. 遇到出血和骨折意外时，该怎么办

发生创伤出血量较多时，应立即止血、包扎；对怀疑骨折的伤员不要轻易搬动。

- 受伤出血时，应立即止血，以免出血过多损害健康甚至危及生命。小的伤口只需简单包扎即可止血；出血较多时，如果伤口没有异物，应立即采取直接压迫止血法止血。如果伤口有异物，异物较小时，要先将异物取出；异物较大、较深时，不要将异物拔出，在止血同时固定异物。处理出血的伤口时，要做好个人防护，尽量避免直接接触血液。

- 对怀疑骨折的伤员进行现场急救时，在搬移前应当先固定骨折部位，以免刺伤血管、神经，但不要在现场进行复位。如果伤势严重，应在现场急救的同时，拨打 120 急救电话。

- 平时积极参加急救培训，掌握创伤止血技能，遇到紧急情况，既可助人，也可助己，争取急救的"黄金时间"。

9. 心肺复苏的正确步骤

遇到呼吸、心跳骤停的伤病员，会进行心肺复苏。

- 心肺复苏（CPR）可以在第一时间恢复伤病员呼吸、心跳，挽救伤病员生命，主要用于抢救心肌梗死等危重急症以及触电、急性中毒、严重创伤等意外事件造成的呼吸心跳骤停伤病员。

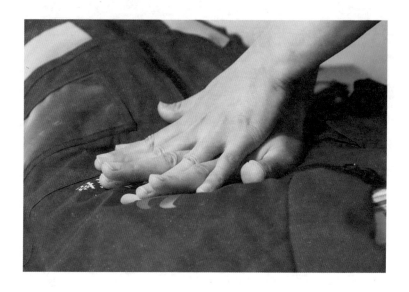

● 心肺复苏的三个步骤依次是胸外心脏按压，开放气道，人
　工呼吸。

　　①胸外心脏按压时救护者将一只手掌根部放在伤病员胸
骨正中两乳头连线水平，双手掌根重叠，十指相扣，掌心翘起，
两臂伸直，以髋关节为支点，用上半身的力量垂直按压。按
压深度至少5厘米，按压频率至少100次/分钟，连续按压
30次。

　　②用仰头举颏法打开气道。

　　③口对口人工呼吸（婴儿口对口鼻），吹气时间1秒钟，连
续吹2口气。

● 30次胸外按压，2次人工呼吸，为一个循环，连续做五个
　循环，然后判断伤病员有无呼吸。如果无呼吸，继续做五
　个循环，直至复苏成功或救护车到来。

10. 如何抢救触电者

抢救触电者时,要首先切断电源,不要直接接触触电者。

● 在抢救触电者之前,首先做好自我防护。在确保自我安全的前提下,立即关闭电源,用不导电的物体如干燥的竹竿、木棍等将触电者与电源分开。千万不要直接接触触电者的身体,防止救助者发生触电。

● 防止触电发生,学习安全用电知识。正确使用家用电器,不超负荷用电;不私自接拉电线;不用潮湿的手触摸开关和插头;远离高压线和变压器;雷雨天气时,不站在高处、不在树下避雨、不打电话、不做户外运动。

11. 火灾发生后,如何逃生

发生火灾时,用湿毛巾捂住口鼻,低姿逃生;拨打火警电话119。

● 突遇火灾时,如果无力灭火,应当不顾及财产,迅速逃生。由于火灾会产生炙热的、有毒的烟雾,所以在逃生时,不要大喊大叫,应当用潮湿的毛巾或者衣襟等物捂住口鼻,用尽可能低的姿势,有秩序地撤离现场。不要乘坐电梯,也不要选择跳楼。

● 家庭最好配备家用灭火器、应急逃生绳、简易防烟面具、手电筒等火灾逃生用品。进入商场、宾馆、酒楼、影院等公共场所时,应首先熟悉安全通道,以备发生火灾时迅速从安全通道逃生。

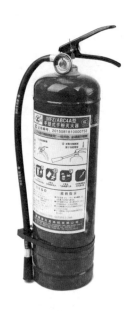

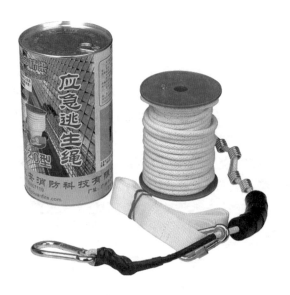

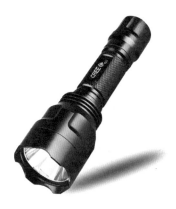

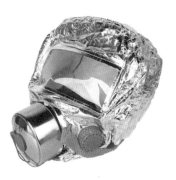

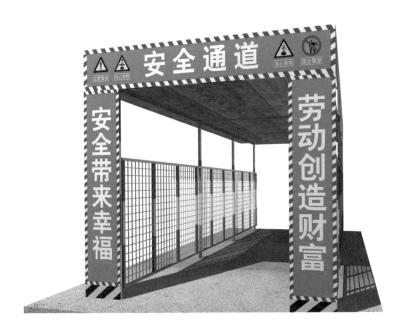

● 发现火灾，应立即拨打 119 火警电话报警。准确报告失火地址、火势大小，是否有人被困、是否发生爆炸或毒气泄漏等信息。在说不清楚具体地址时，要说出地理位置、周围明显建筑物或道路标志。

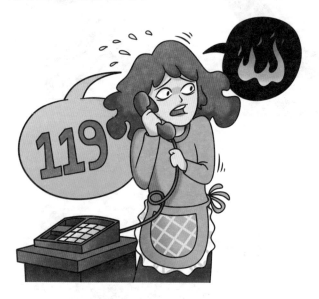

12. 地震发生时和发生后，该如何避险和自救

发生地震时，选择正确避震方式，震后立即开展自救互救。

● 地震时，身处平房或低层楼房，应迅速跑到室外空旷处；身处楼房高层，要迅速躲在坚固的家具旁、承重墙的内墙角或开间小的房间，远离门窗、外墙、阳台，不要跳楼，不要使用电梯；条件允许关闭电源、火源；室外要避开高大建筑物、玻璃幕墙、立交桥、高压电线等易发生次生灾害的地方。

- 如果地震被埋，要坚定生存信念；保存体力，不要盲目大喊大叫；可用砖头、铁器等击打管道或墙壁发出求救信号。震后不要立即返回建筑物内，以防余震发生。
- 震后救护伤员时，要立即清理口鼻异物，保持呼吸道通畅，对出血部位及时止血、包扎，对骨折部位进行固定。